腎移植連絡協議会からの提言

腎移植における脳死提供・心臓死提供の共存

編集
吉村了勇

日本臨床腎移植学会

腎移植連絡協議会
発言者一覧

司会者
　吉村　了勇　（京都府立医科大学大学院移植・再生外科学）

発言者
　吉開　俊一　（国家公務員共済組合連合会新小倉病院脳神経外科）
　秋山　隆弘　（医療法人恵泉会堺温心会病院名誉院長）
　西岡　　伯　（近畿大学医学部堺病院泌尿器科）
　牛込　秀隆　（京都府立医科大学大学院移植・再生外科学）

(以上，発言順)

本書の内容は，第49回日本臨床腎移植学会（学会長　杉谷　篤，2016年3月23～25日，米子コンベンションセンターBiG SHiP，米子市文化ホール）の開催中に施行された腎移植連絡協議会での内容を，その後修正・加筆してまとめたものである．

序

― 腎移植連絡協議会からの提言 ―

　腎移植連絡協議会では，その時々の時事問題を中心に検討し，理事長が企画して行っています．脳死下での臓器提供は増えていると言えども年間約60人で頭打ちになり，現在横ばい状態です．一方，心停止下での腎臓提供は年々減少しており，一時の3分の1に減っております．

　2014年7月に，臓器移植ネットワークが1,000人を対象にアンケートを実施し，その中に臓器提供の意思表示については，「している」が13%，「してみたい」が27%で，4割の方に臓器提供の意思がみられました．また，意思表示がみられた方の中で「脳死でも心停止後でも提供してよい」が61%，「心停止後だけ提供してよい」が30%でしたが，現在，この30%の掘り起こしがなかなかうまくいっていないのが現状と思われます．もとより心停止ドナーより脳死下提供の方が摘出医にはストレスが少なく，提供臓器の種類（心，肝，肺など）も多く質もよい臓器であることは言うまでもありませんが，折角心停止後のみ腎臓を提供してもよいという方が大勢おられるのですからこれらをもっと掘り起こす努力をする必要があると考えます．そのことを踏まえて今回は「腎移植連絡協議会からの提言　腎移植における脳死提供・心臓死提供の共存」というテーマを設定致しました．脳外科の分野，また移植医の分野，腎バンクの立場から4人の演者の先生方をお招きしました．

京都府立医科大学大学院移植・再生外科学教授
日本臨床腎移植学会理事長

吉 村 了 勇

腎移植連絡協議会からの提言

腎移植における脳死提供・心臓死提供の共存

目　次

開会のあいさつ　　　吉村了勇（京都府立医科大学大学院移植・再生外科学）　1

1. 心停止での腎臓提供の啓発の掲示的検討と今後の課題 …………　4
　　　吉開俊一（国家公務員共済組合連合会新小倉病院脳神経外科）

2. 大阪府下における献腎提供推進のための活動
　　その1：大阪腎臓バンクの役割 ………………………………………　12
　　　秋山隆弘（医療法人恵泉会堺温心会病院名誉院長）

3. 大阪府下における献腎提供推進のための活動
　　その2：われわれの取り組み …………………………………………　20
　　　西岡　伯（近畿大学医学部堺病院泌尿器科）

4. 脳死・心臓死提供による腎移植 …………………………………………　28
　　　牛込秀隆（京都府立医科大学大学院移植・再生外科学）

まとめ ……………………………………………………………………　43

開会のあいさつ

　吉村　今回は，脳死の献腎と心臓死の献腎の両方を推し進めるという観点から，「腎移植における脳死提供・心臓死提供の共存」というテーマで腎移植連絡協議会を開催させていただきました．総会のときに，自治医科大学の八木澤先生から，2015年の腎移植に関する集計報告をしていただきますが，2015年は，生体腎移植，脳死からの献腎移植，心臓死からの献腎移植のすべてにおいて，提供件数が増加しました．しかし，地域によって偏りがあり，中京地区が増えてきたようです．また近年，脳死からの献腎移植が増加しているのに対し，心臓死からの献腎移植は大幅に減少しています．そこで今回は，心臓死からの献腎移植が減った部分をどのようにして増やすかということで，4人の先生方からご発表いただきたいと思います．よろしくお願いいたします．

腎移植における脳死提供・心臓死提供の共存

心停止での腎臓提供の啓発の掲示的検討と今後の課題

吉開俊一*

心停止腎提供を啓発しよう

　私は2007年に日本臨床腎移植学会と日本移植学会にデビューし，これまで23回発表してきました．そのなかでの一貫した主張は，日本における臓器提供の啓発の基本は，心停止での腎臓提供にあり，その啓発が移植医療全体の発展につながるというものです．

　私が心停止での腎提供の啓発を推す理由は，待機者の9割を占める約12,800名が腎臓の待機者であり，脳死での腎提供だけではとてもまかなえないこと，腎臓には心停止環境に耐える特性があること，そして心停止提供には脳死でみられるような喧騒がなく，提供側の心理的ハードルが低いことなどがあります．さらに日本では，メディアによる過去のバッシングが日本国民に移植医療に対する不信感を植え付けました．また，脳死は人の死か，人の死と思うか，脳死になると臓器を奪い取られ，体をバラバラに切り刻まれるのではないかといった誤解が生み出す脳死移植アレルギーなどが，提供側の医療施設の関係者にも移植医療への不信感を抱かせ，提供への管理を忌避させています．

　日本国民の臓器提供の一般的な動機は，「人生の最後に役に立つものは提供したい」ということだと思います．「俺は脳死で提供するぞ」，「じゃあ私は心停止の提供ね」，「いや心停止は駄目だ，脳死でなきゃ」とはならないはずであり，脳死での提供は移植側が抱くこだわりではないでしょうか．私が考える啓発活動の最終目標は，脳死と心停止の区別なく，

---

*国家公務員共済組合連合会新小倉病院脳神経外科

日本で臓器や組織提供の話題が自然に交わされる世の中になるようにすることです．

心停止ドナーはなぜ減ったのか

臓器移植法改正後は脳死ドナーが50数例になりましたが，心停止ドナーが著減したため，ドナー総数は法改正前よりも減り，献腎移植数が減少しました．この減ったドナーはどこに消えたのでしょうか．ここで，法改正前後で何が起きたのかを検証し，腎臓移植待機者の忸怩たる思いにどう応えるのか考えてみたいと思います．

法改正以前に開催された，日本臓器移植ネットワーク主催の勉強会でのことです．西日本の脳外科医や救急医のチーフを大阪市内に大勢集めた勉強会でしたが，すべての内容が脳死での提供に関するものでした．そこで私は挙手して立ち上がり，心停止腎臓提供の話をフロアから追加しました．そして会終了後，ネットワークの移植コーディネーターに，「なぜ脳死の話ばかりするのか．せっかくの機会だから心停止提供の話題を少しでも加えたらどうか」と言いました．するとそのコーディネーターは，「心停止提供のアナウンスは，各都道府県コーディネーターがすでに行っている．ここは脳死提供の話だけでよい」とのことでした．チャンスを意図的に見逃している，なんと残念なことかと私は思いました．

日本臓器移植ネットワークや都道府県コーディネーターは，さまざまな機会で脳死提供偏重の啓発をしています．脳死での臓器提供が注目を集めていますが，急性期に致命的経過をたどる症例のなかで，気管内挿管をしないか，あるいは気管内挿管をしても呼吸器を装着しない場合は，心停止での臓器提供の候補になり得ます．また，臓器だけでなく組織提供もあり得ます．これらにもご留意くださいと説明するのを，少なくとも私は見聞きしたことがありません．心停止での提供は，脳死での提供症例のドロップアウト的な存在なのでしょうか．

2012年に開催された第48回日本移植学会総会でのシンポジウムでは，

「献腎を増やすために，今やるべきことは？」とのテーマがあげられました．この頃は，臓器移植法改正から2年を経て，心停止腎臓提供数が減少していた時期で，危機感が芽生えていました．私は発表を終えたネットワークのコーディネーターに，「このままでよいのか．腎移植待機者にとって，法改正は逆効果になっている．脳死提供だけでは腎臓は明らかに不足するが，心停止提供の啓発はどうするのか」と質問しました．するとそのコーディネーターは，「脳死での提供を推進する」とのみ回答し，心停止での提供には全く触れずじまいでした．シンポジウムの後，私はフロアで多くの方々とともに，「それでは駄目なのだが」と心配していました．提供を受ける側が，国民の臓器提供への入り口をなぜ脳死だけに絞り込み，狭めるのでしょうか．

その頃，私は日本臓器移植ネットワークの上層部の方々とお話をして，「ネットワークは，なぜ脳死での提供ばかり推すのですか」と尋ねると，「家族に脳死か心停止かを尋ねると，ほとんどが脳死で提供と言うからだ．心停止で提供という家族はまずいない」とのことでした．それは脳死ドナーばかりを集めており，分母に偏りがあるからではないでしょうか．

脳死提供啓発偏重が生んだ誤解

脳死を経ない提供には，以下の3種類があります．まずは，脳死に向かうも状態が許さず心停止提供となる場合，すなわち脳死からのドロップアウトの場合です．次に，脳死になるかもしれないが，主治医のポリシーであえて安定した脳死に誘導しない，あるいはたとえ脳死になっても，血圧が低下したら昇圧処置などをしない場合です．最後は，脳死には全く該当しない心停止による提供の場合です．

私は，いくつかの医学部で臓器提供諸事情の講義を行っています．そのなかで，「脳死になったらもう延命処置はしてくれないのですか」とある医学生が質問しました．私の回答は以下の通りです．「ありとあらゆる延命の結果が脳死である．延命治療の行き詰まり，終着駅が脳死で

あり，回復不可能な深昏睡状態で，自発呼吸すらすでに停止している．心拍，血圧は低下し，強心剤で低いなりにどうにか維持している．それでも長くは持たない」．主治医は，治療の甲斐なく危篤状態に陥った患者を前に，虚脱感や無力感を感じているでしょう．そのようなときに，臓器だけを欲する人々が外から入り込んでくることには，かなり抵抗感や違和感があるはずです．主治医が移植医療に無関心である場合，「あえて臓器提供が可能な脳死状態に誘導し，自ら苦労を背負い込めと言うのか」と考える場合もあるでしょう．しかし，心停止での提供では，このような脳死提供でのジレンマは存在しないのです．

　2014年の奈良市での学会で，私は腎移植専門の先生に「移植の先生方は，なぜ心停止腎提供を避けるようになったのですか」と尋ねました．すると，「免疫抑制剤がすごく改良され，その結果，ABO血液型不適合でも生体肝移植の成績がはるかに良くなった．そこで，夫婦，兄弟姉妹間の提供・移植が増え，今は腎移植医は生体肝移植に熱心なんだ」という返事でした．その話を受け，私は待機が大変で，成績がやや劣ると評価される心停止腎移植からいっそ撤退し，脳死腎移植と生体肝移植に集中したらよいのにと思ったものです．

　次は2015年秋に開催された，第74回日本脳神経外科学会学術総会での話題です．ここでは特別企画として，「臓器移植法改正後─脳死のデータと発見」と称したセッションが開かれました．移植側から5演題の発表がありましたが，そのほとんどが例によって脳死の話題ばかりでした．そして議論が進み，脳外科医が背負い込む負担に議論が伯仲し，ついにはヒートアップした脳外科の某教授が，「臓器提供は治療の敗北なんだ」と語気を荒らげました．私は「今どきこんなことを言う人がまだいるんだ」と驚き，挙手して「人が死ぬことは決して避けられない医学的事実であり，最後に看取りの役目を負った医師を，負け医者だといわれても困る」との意見を述べました．案の定，火に油を注ぐ結果になったわけですが，医学の議論に感情論がいまだに紛れ込んでいることに驚きました．

　その後，フロアで数人のドクターと冷静に討論しましたが，そこでも

やはり提供側の負担が話題の中心でした．私は「脳死提供の負担が大変ならば，心停止提供という手段もありますが」と水を向けると，ある脳外科医が強い口調で「われわれは脳神経外科医であり，脳死での臓器提供で手一杯なんだ．この上に心停止とかいわれても困る」と返しました．まるで，脳死提供に心停止提供の重荷を，直接上乗せしたかのような言い方です．本来，2つの提供法は並列の関係であり，新しい負担ではないのですが，啓発の不備がここにも影響していると感じました．

2015年秋，私が某県で提供側病院の医師らに啓発講演した際，神経内科専門医から以下の質問がありました．「自分が所属する病院は，脳死臓器提供の指定施設ではない．心停止提供しかできないが，家族にどのように対応すればよいか」．つまり脳死提供指定病院ではなく，申し訳ないとの意です．私は「脳死提供できないといって臆する必要はありません．心停止で腎組織提供ができますと明言すれば如何でしょうか」と答えましたが，「うーん，しかし…」と腑に落ちない様子でした．脳死提供指定施設でないことへの引け目，心停止提供だけの関与の躊躇，あるいは何らかのウェットな感情があるのかもしれません．せっかくやる気があるのに，もったいないと思いました．

心停止臓器提供啓発のポイント

さて，単なる1人の脳神経外科医が，移植関連学会に提供啓発の提言をするのも奇妙な感じですが，脳のことをよく知る1人の国民として，私の意見を述べてみたいと思います．まず，すでに手遅れに近いかもしれませんが，それでも心停止での臓器組織提供のアナウンスを行うこと，脳死からのドロップアウトではない症例でも，心停止提供の可能性が大いにあることを広めること．次に，臓器提供のルールを流布すること．提供時には，体はバラバラにされない，強制されないこと．提供承諾後も後で撤回可能，体をきれいにして戻す，義眼を施すなど，当然のこととはいえデマを収めるため，あえて説明することが大切です．そして，

待機者死亡と移植の喫緊さを知らせること．すなわち，移植を受けられずに死亡する待機者のデータを示し，臓器提供の重要性，喫緊性をアピールすること．さらに，医療経済学的効果に関し，透析と移植の医療費を比較することです．

少し余談ですが，テレビや活字媒体などの取材で移植を受けた方々に，「腎臓移植を受けて良かったことは」との質問がしばしばあります．その際，「旅行に行ける」，「ジュースが飲める」などの返答がありますが，それでは提供側の気持ちがマイナスに揺らぎます．人の命の終焉時の決死の贈り物の成果が，旅行，ジュースなのかと誤解を招きかねません．やはり，「生命予後が良くなった」，「長生きさせてもらっている」といったようなお話が，適当であろうと思います．

臓器提供の学問化を進め，心停止提供腎の需要を調査しよう

さて，ここで私は，2つの重要な提言をしたいと思います．それは，提供側の医師による学会での症例報告と，心停止での提供腎の需要調査です．

ドナーの数は，そのままドナーの主治医の数を意味します．そこで，移植学会側でその主治医を招待し，院内体制整備の話題ではなく，脳死症例と心停止症例を数例ずつ症例報告してほしいのです．症例の医学情報は，提供側と移植側の問題の共有につながり，その情報は学問として発展すると考えます．つまり，臓器提供の学問化です．

そして，心停止提供腎がどれほど必要なのかをぜひ調べていただきたいのです．2013年の本学会で，私の発表に対し移植専門医師から「脳死提供腎と比較し，条件や成績に劣る心停止提供腎を移植し，もしうまくいかなかったら患者さんに申し訳ない．吉開はどう思うのか」との質問がありました．私は内心，「それは私ではなく待機患者に尋ねてくれ」と思いました．私は移植医療待機患者約12,800名すべてに，脳死提供腎の移植のみ希望するのか，あるいは脳死でも心停止でも移植を希望す

るのかを調査してほしいと思います．需要度を調査するのはマーケティングの基本とも言えます．待機者の希望をネットワーク登録に反映させるのです．

　すなわち，脳死も心停止も OK なのか，脳死のみ希望で心停止であれば辞退するのか．辞退するならば，心停止ドナー発生時にはリストから自動的に外れるとすると，腎臓の需要数が明確になると思います．実はこのアイデアを，先日ある移植専門医にお話ししたところ，「もしそれを調べたら，希望はほとんど脳死提供に偏るはず」とのことでした．私は驚いて「えっ，そうなんですか．私はかなりの割合で，心停止提供腎も希望するように思います」と返しました．見解の明白な相違があり，とても興味深い．これは調査の価値があると考えます．

　仮に待機者全員が脳死提供腎のみを希望するならば，必要なのは脳死ドナーだけになります．仮に待機患者全員が，脳死でも心停止でも移植を希望するならば，脳死ドナーと心停止ドナーは半々，1:1 で必要です．そして最近のデータから，脳死と心停止ドナーの比は，2014 年で 1:0.54，2015 年で 1:0.57 となっています．仮に脳死ドナーと心停止ドナーの比が 1:0.55 とすると，これに見合う待機者の希望比は当然 1:0.55 となります．つまり希望調査の結果，心停止腎臓希望が全体の 55％ならば，現在の啓発のバランスで OK，60％以上ならば心停止提供啓発の強化が必要，50％以下ならば心停止提供の啓発は不要．そしてわずか数％以下ならば，心停止腎移植からの撤退もあり得るという方針になります．

　そしてそれらを検討し，厚生労働省あるいは臓器移植ネットワークで，2000 何年までにドナー数をどれぐらいにするのか目標を設定して発表し，その具体策を練るのです．その際，心停止提供の啓発については，強化か現状維持か，不要・撤退かが明らかにされるでしょう．もし心停止腎臓希望が 50％以下で，その啓発が不要・撤退となれば，私は心停止提供啓発重視の無駄な持論を，喜んで撤回したいと思います．そして，脳死提供啓発だけをやればいいとなるわけです．私は，心停止提供腎の希望率を 75％以上，4 名中 3 名以上と予想します．会場の皆様方はどの

ようにお考えでしょうか.

　3月23日夕方のシンポジウムでは，脳死での臓器や組織の提供啓発についてお話ししたいと思います．ご清聴ありがとうございました．

討　論

　吉村　ありがとうございました．非常にユニークな，面白いアイデアを出していただきました．皆さんいかがでしょうか．フロアの先生方で，心臓死での提供を希望する人はほとんどいないといったご意見の方はおられますか．

　私は患者さんに尋ねたら，心臓死でも脳死でもいただきたいという人が，現状でも8割ぐらいいるのではないかと思います．総理府が統計をとった1,000人の臓器提供のアンケートでも，やはり脳死ではなく，心臓死だったら提供しますという人が約3分の1おられました．そういったことから考えると，心臓死という道は決して捨てるものではない．今後も両方共存してもらいたいといった意図で，今回テーマを組ませていただきました．吉開先生，今のアイデアを臓器移植ネットワークでもやってみたらいいと思いますよね．無駄なことはないと思います．

　ご意見がないようでしたら，次に移りたいと思います．

大阪府下における
献腎提供推進のための活動
その１：大阪腎臓バンクの役割

秋山隆弘[*]

移植腎の提供数は激減している

　臓器移植法の改正まで，移植腎の提供数は横ばいだったのですが，その後非常に減りました．2015年は，少し増えたというお話がありましたが，この何年間かの推移を見ると，とにかく心停止下が激減しています．それに比べ，脳死下は少しずつ増えているといった分析を皆さんされているようですが，私の感じ方は少し違い，もともと心停止下で提供されていた患者さんが，脳死下に流れた分が多かったのではないかと考えています（図1）．

　そうすると，脳死下での提供は激増しないといけないはずですが微増にとどまるというのは，脳死下提供も激減した，つまり，両方とも減っていると深刻に受け止めるべきです．単純な移植医の感覚で言うと，脳死下提供は減っていないと錯覚しないほうがいいのではないかと思います（図2）．

　これは日本臓器移植ネットワークの統計ですが，脳死では待機日数はせいぜい2，3日，62時間です．それに対して心停止下では，数日ないし数週間．この数週間が，摘出医や提供を司っているスタッフにとって非常に長い．この長い待機期間が，膨大な負担になるわけです．そういう皮相な側面だけを捉えたらいけないのかもしれませんが，法律が改正されてから，本人の同意がなくても臓器提供できることになったので，

---
[*]医療法人恵泉会堺温心会病院，公益財団法人大阪腎臓バンク理事長

大阪府下における献腎提供推進のための活動 その1：大阪腎臓バンクの役割

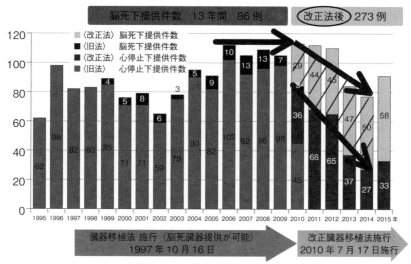

図1 臓器提供件数の年次推移

"心停止下提供激減"は脳死下提供に流れたため

ならば，脳死下提供がその分激増するハズ
なのに，脳死下提供は微増にとどまる

心停止からの流入分を除けば"脳死下提供も激減"で
"心停止・脳死ともに(!!)減少"と深刻に受け止めるべき

本日のディスカッションを前にして
"脳死下提供は減っていない"などと錯覚しないで…！

図2 法改正後の推移を分析すると・・・

非常に多くがそちらに流れてしまった．その理由は何かというと負担が減る．インセンティブの強化など，何らかの対策を講じることなく，ただ法律だけが変わって負担が減った．だから，法改正のメリットを発揮できず，提供数だけがトータルとして，自然に減ったのではないでしょ

<u>心停止→脳死に流れた事情</u>

"長い待機期間"は提供側・摘出側ともに膨大な負担
そこに

"脳死でも本人の書面での同意なくても提供可"という法改正
で一気に⦅心停止→脳死⦆に流れた

<u>提供総数の増えない（減った）事情</u>

提供施設の"負担軽減・インセンティブの強化"措置を
伴わない法改正はそのメリットを発揮できず 提供数の自然減

図3 法改正後の腎提供情況

うか（**図3**）．

　しかし，そんな分析だけしていても始まらないわけで，われわれは心停止と脳死を天秤にかけ，どっちがどうだと言うのではなく，先ほど吉村先生からお話があったように，患者さんにしてみれば，提供してもらえるならどちらでもいい．脳死のほうが多少いいかもしれないが，心停止の臓器でも問題ない．総数が増えてほしいというのが本音だと思います．

移植推進活動の取り組み

　私が2015年の秋まで所属していた日本臓器移植ネットワークでは，グリーンリボンのステッカーをタクシーに貼る取り組みをしていました．東京に行ったときにはときどきこれを見かけましたが，大阪ではやっていなかったので，私は自分の車の後ろに貼り，大阪で孤軍奮闘していました．啓発で1番有効だったのは，公共広告機構，ACジャパンを通じた広告活動で，臓器移植ネットワークの予算にしてはかなりの金額を使っていました．

　提供施設の負担を軽くするために，委員会からの提言でいろいろなことを実施しています．ネットワークで2014年あたりから力を入れていたのは，全国7府県のいくつかの施設を選んで1施設あたり120万円を

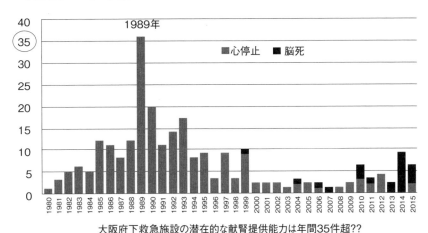

図4 腎バンク発足以来の大阪府内の36年間の臓器提供件数

助成し，トップ引きでたくさん臓器提供をしよう．トップ引きをすると，他の施設も引きずられて増えてくるだろうということですが，今のところまだ目立った成果は出ていないと思います．

　私は2015年の秋から，大阪腎臓バンクで献腎だけの提供促進活動を行っています．公益財団法人になったのはつい最近ですが，1980年に設立され，皆さんがんばっておられます．腎臓バンクができて以降の臓器提供件数の統計をとると，1989年までずっとうなぎ登りに増えました．大阪は，年間35件ぐらいは提供できる潜在的な能力はあるはずなのですが，1989年の1番ピークの年のいくつかの出来事は，今から振り返っても非常にいまいましく，何よりもワンキープ，ワンシップというものがつぶれました．つぶれるにはそれなりの理由があったのでしょうが，それ以降，提供件数が減ったわけです（図4）．

　最近は，大阪腎臓バンク，大阪府でいろいろな取り組みをしています．ガンバ大阪にお願いして意思表示カードを配布させてもらったり，あちこち出かけて活動しています．非常に大きかったのは，大阪府の名前の付いたパンフレットを，大阪府に作っていただいたことです．選択肢の提示が非常にしやすくなり，提供施設での負担が少しは軽くなるかなと

表1　院内コーディネーター普及はどう有用？

・患者，家族の提供意思の有無確認や選択肢提示の役割分担で，救急主治医の負担が軽減する

・救急施設での臓器提供プロセスの円滑化が図れる

・救急施設内での多くのスタッフへの臓器提供に対する理解の浸透に寄与する

思っています．

院内移植コーディネーター制度で提供増を目指す

　大阪腎臓バンクに所属している間に私が原稿を頼まれて，「OKF（Osaka Kidney Foundation）ニュース」に「大阪府は献腎移植後進県？」という文章を書きました．この文章を見て大阪府が非常にびっくりし，そこから時の大阪腎臓バンク栗田孝理事長のご尽力により大阪府に届出制の院内移植コーディネーター制度ができました．4年前の話です．これができることで，その救急施設のなかで院内コーディネーターに一生懸命汗をかいてもらい，主治医の負担が軽減すれば，何より役立つかなと思っています（**表1**）．

　ここから届出制が始まって，のべ100人以上が名簿に登録されており，27施設で136人ということです．そうすると，有効情報が非常に増えてきました．同じ時期の全国では有効情報が少し右肩下がりだったのに対し，大阪では右肩上がりになってきた（**図5**）．それを反映してか，脳死，心停止ともに2年前から右肩上がりになってきています（**図6**）．

　大阪は昔からずっと移入超過県だったのですが，2014年頃から移出入のアンバランスが若干解消されてきました．大阪府下の院内コーディネーターが大勢増え，レベルをもう少しブラッシュアップすれば，5類型の施設では脳死下提供がさらに進むと思います．それとは別に，二次救急施設が大阪にはたくさんあり，そこで昔は年間30から40例，全国の約半数を，大阪府から提供していました．それぐらいの潜在能力があ

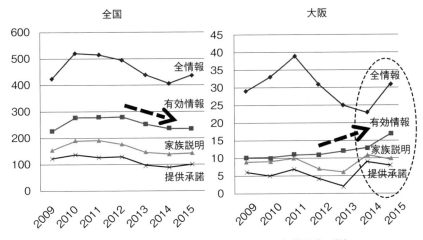

大阪では2013年より有効ドナー情報が増加、提供承諾の増加に
図5　ドナー情報の分析

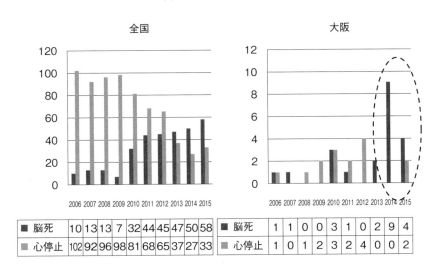

ドナー情報増加の結果，提供件数が増加傾向に!!
図6　大阪府内の臓器提供件数

表2 「脳死下・心停止下腎提供の共存」 をめざして

府下院内コーディネーター制度の普及により
① 体制整備の進んだ"5類型"提供施設で
　院内 Co. レベルの更なる充実→脳死下提供を推進
② 多数の"二次救急"施設など心停止下腎提供施設で
　院内 Co. 制度の広い普及→心停止下提供を増加

る二次救急施設で，心停止下での提供が増えてくれたらバランスが取れてきて，本日のこの会のテーマが達成されるかなと思っています(表2)．どうもありがとうございました．

討　論

吉村　ありがとうございました．大阪では，院内移植コーディネーター制度ができて提供数が増えた．そして，それぞれ持ち分を決めている．5類型施設では脳死下に特化し，二次救急施設では心臓死を分担してもらう．それは意図して行ったことではなく，自然にそう流れていくわけですね．院内コーディネーター制度は，全国でも都道府県にたくさんあり，京都府でも10年以上やっていますが，なかなか成果が上がらない．このなかで，そのように役割分担とかモチベーションとか，院内コーディネーターでも非常に熱心な方がおられるわけですか．

秋山　非常に熱意をもって取り組んでおられる方がだんだん増えてきています．毎年，年間何回かミーティングを行っており，このあと西岡先生が，たぶんその話をしてくださると思います．

吉村　フロアから何か，大阪府の取り組みについてご意見・ご質問ございますでしょうか．確かに，救急病院でのそれぞれの役割，分担が，このように自然にできてくれば，これは非常に良いことだと思います．

秋山　大阪府では，昔から情報数は結構あったのですが，心

臓が止まってから連絡をもらうとか，そういった無効情報が今でもあります．しかし，最近はその比率がずいぶん減って，有効情報の質が非常に良くなった．そうすると自然に結びつきやすくなるという話です．

吉村 今の5類型は脳死下にある程度特化して，二次救急は心臓死とか，そういうのが自然にできているような感じという点について，吉開先生，何かご意見ありますか．

吉開 一般的な脳外科医の考えでは，5類型施設のみが移植に関与し，それ以外の施設は移植に関与できることすら分かっていないでしょう．自分たちは移植に無関係であると思っている気がします．

吉村 しかし，大阪府の場合は，今できつつあるわけですね．

秋山 そうではないです．二次救急施設から心停止下の提供が増える傾向が，2015年あたりから出てきています．5類型でない施設の医療スタッフで，非常に熱心な方が何人かおられまして，そういうところからたくさん出てくれば，5類型で逆立ちしても追いつかないぐらいの数が心停止下でも出てくる．そこまでいってくれればいいのですが，今のところは希望的観測になるかもしれません．

吉開 まさしくローカルサクセスが，今一番目指すところであろうと思っています．

吉村 反対ではなくて，脳死下でも心臓死もあるのですよというオプション提示が，本来されるべきなのですが，それが今は偏りがあってできていない．逆に二次救急で脳死は言えませんので，心臓死ということになるわけです．そういう形でのすみ分けというのも，今後の1つの方策かなという気がします．

秋山 そうなのです．1989年には，二次救急施設から心停止で30数例出ていたわけですから，それだけの潜在的な能力はあるはずです．

吉村 ありがとうございました．

大阪府下における
献腎提供推進のための活動
その2：われわれの取り組み

西岡　伯[*]

大阪府腎臓移植施設会議の取り組み

　大阪府の36年間の腎臓提供件数を見ると，1990年代が目立ってしまって，非常に衰退しているところが目につくのですが，最近10年間をマップしてみると，脳死下を中心に徐々に増えてきている傾向がみられます（図1）．そこで本日は，われわれがこれまで関与してきた献腎提供推進のための取り組みについて，いくつかご紹介したいと思います．

　大阪府下には，腎移植指定施設が10施設あります．大阪府下の5大学（大阪大学，大阪医科大学，近畿大学，大阪市立大学，関西医科大学）に加え，阪大系の府立急性期医療センターと住友病院，市大系の市立総合医療センター，近大系の近大堺病院とNTT西日本大阪病院ということで，5大学の関連施設を含めた全10施設が，現在指定施設として献腎移植を行っています．われわれは，1995年から20年間，年間1，2回の割合で，「大阪府腎臓移植施設会議」というものを開催しており，先ほどの10施設の代表のほか，大阪府の関係者，日本臓器移植ネットワークや自治体のコーディネーター，大阪腎臓バンクの代表なども出席されています．初代の世話人は，秋山先生と府立急性期医療センターの伊藤先生で，現在は阪大の市丸先生，内田先生と私の3人が，代表世話人をしています．

　この臓器移植施設会議では何をしているのかというと，まず年に1回

---

[*]近畿大学医学部堺病院泌尿器科

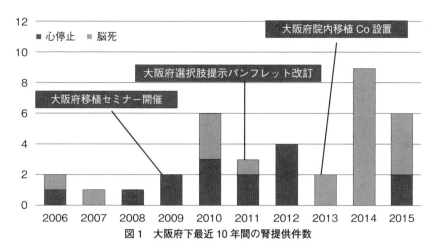
図1　大阪府下最近10年間の腎提供件数

集まって，献腎移植の希望登録，登録の細かな手続きや変更点などを確認しています．それから，摘出チームの問題をどう調整するか．これもいろいろ紆余曲折があって，現在では北地区は阪大と大阪医大と関西医大，南地区は市大と近大がチームをつくり，心停止下での摘出に赴くようにしています．もう1つは，臓器提供の推進事業に関する意見を交換して事業を進めていく．これらの活動を，長年継続しています．2008年までに，大阪府下の臓器提供に対して協議を行う会議をいくつか立ち上げたのですが，どうも定着せず，行政や提供施設側の関心もやや薄く，それが提供件数に反映されているのではないかと思います．

われわれが行った取り組みを，3つほどご紹介します．1つ目は，先ほど秋山先生がお話しされた，大阪府で作成している選択肢の提示パンフレットについてです．2010年に臓器移植法の改正がありましたので，それを機にパンフレットを改訂しました．以前はA4版の見開きで，表紙が大阪城のパンフレットだったのですが，施設会議で相談し，現在の表紙は手と手をつなぎ合わせたようなデザインになっています．この手は，ある救命救急の先生とそのご子息が手をつないだところを撮影させていただいたものです．また，設置しやすいようサイズをリーフレット版に変更して各施設に紹介しており，設置数は改訂前の6，7施設から，

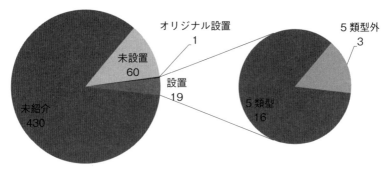

図2 選択肢提示パンフレット導入状況（2016年1月末日現在）

現在19施設に増加しています（図2）．このうち16施設は5類型です．5類型は大阪府に62施設ありますので，4分の1ほどの施設で設置していただいていることになります．また，オリジナルのパンフレットで提示しておられる施設も1施設あります．

大阪府院内移植コーディネーター制度

次は，先ほど秋山先生からお話のあった，院内移植コーディネーター設置の届出制度についてです．設置までのプロセスを説明すると，2011年に大阪腎臓バンクの栗田先生，高原先生から，院内コーディネーター制度を，一度しっかり検討しなさいと提案されました．そこで大阪府腎移植施設会議として，各自治体における院内コーディネーターの設置に関する実態調査を行いました．その結果をもとに，2012年7月，大阪府腎移植施設会議が代表として大阪府庁を訪問し，実態を報告するとともに，院内コーディネーター制度の導入を陳情しました．そして2013年2月に，大阪府における院内コーディネーターの設置の届け出が始まりました．先ほど秋山先生がお話しされた通りですが，この届出要綱には，施設内における臓器などの移植に関する担当を明確にし，その活動の促進を図るとともに，大阪府内における臓器などの移植の円滑な実施を図ることを目的とすることがうたわれています．

本制度の特徴です．届出制度であることから，それぞれの医療機関の体制が，院内で提供する整備ができた時点で，自由に院内コーディネーターを選出することができること．各医療機関に合わせてさまざまな職種の方が院内コーディネーターになることができること．そして，5類型以外の医療機関でも届け出ができるので，心停止下での提供にも対応できるということです．

　現在のコーディネーターの届出状況は27施設で，延べ136人が届け出を済ませています．大阪府のホームページで「健康・医療」のところからアクセスすると，院内コーディネーターを設置し，届け出の終わっている施設がみられるようになっており，現在全部で27施設あります．このうち19施設が5類型ですので，5類型施設の約3分の1が，院内コーディネーターを設置していることになります（図3）．逆に，心停止下の提供を前提とした5類型以外の8施設でも院内コーディネーターの設置が終わっており，現在100名おられ，その職種は医師・看護師といった医療者が約6割5分です．その他にも事務やソーシャルワーカーなど，どちらかというと社会的な役割を担う方々も院内コーディネーターとして届け出をしていただいています（図4）．

　大阪府内の院内コーディネーターの届出制度に対するサポート体制ですが，大阪府や大阪腎臓バンクのほか，各医療機関でコーディネーターの仕事をサポートする体制が徐々に深まってきています．

大阪府移植医療セミナー

　3つ目は，大阪府下で現在行われている「大阪府移植医療セミナー」という研修会です．腎臓バンクが主催するもののほか，臓器移植ネットワーク，大阪府あるいは各医療機関が主催するものなどいろいろあるのですが，われわれ大阪府献腎移植施設会議が主に世話人となって開催しています．残念ながら，臓器提供につなげるための体制づくりというテーマでの，しっかりとした研修会がまだ大阪府下にないというのが1つの

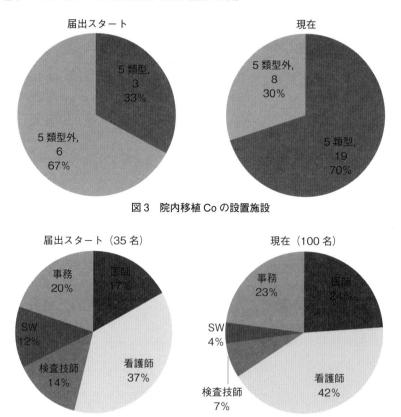

図3 院内移植 Co の設置施設

図4 院内移植 Co の職種

問題点だと思います.

　大阪府移植医療セミナーの世話人は，私を含めた移植施設3名の代表プラス，臓器提供の経験豊富な3施設から代表世話人をしていただき，そこに大阪府のコーディネーターも加わって，世話人としてセミナーの開催を議論する形にしています．重鎮のお2人にも顧問として，セミナーを盛り立てていただいており，2009年から2015年までで9回開催しています．開始当初は参加者が10人から十数人ということで，ターゲットにしている方々の出席が少し少なかったのですが，法改正で5類型が増えた2012年以降は50名程度の参加があり，啓発と院内コーディネー

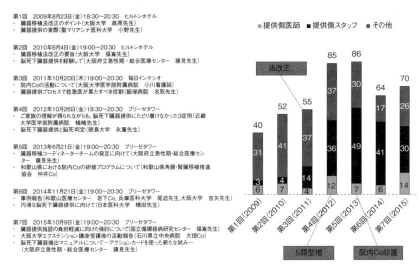

図5 大阪府移植医療セミナー

ターに対するサポートが，かなりできてきたのではないかと考えています（図5）.

> 自治体，ネットワーク，施設，移植医の協力が必要

　以上，われわれが行ってきた取り組みをご紹介しました．思うにこの推進事業には，自治体，臓器移植ネットワーク，関連組織，とくに大阪腎臓バンク，移植医の綿密な連携がどうしても必要で，この連携を保つことが極めて重要です．さらに，この5つのグループをつなぐのは，やはり自治体のコーディネーターで，1番重要かつ中心的な役割を担うことは間違いないと思います．提供施設の代表者と忌憚のない意見交換が行える場も必要ですし，われわれ移植医が協力し，献腎移植の指定施設がこの事業にしっかりと目を向けていく必要があると考えています．ありがとうございました．

討　論

吉村　ありがとうございました．この研修というのは，集まって意見を交わすわけですよね．もっと具体的な何かを行うわけですか．

西岡　セミナーに関してはほとんど講演会で，ディスカッションより講演が中心です．大阪大学がやっておられるエクステンション講座は，実地も含めた研修をされていると聞いています．

吉村　京都府でも，院内移植コーディネーター制度を十数年やっていますが，効果が出ないとだんだん惰性に走ってしまうようなところが見受けられます．大阪の場合はまだ途上ですが，アクティビティを高めていく方策は何かあるのですか．

西岡　やはり研修会を多く開催し，新しい実地の訓練や知識のアップデートを常に行っていくということで，とにかくサポート体制をしっかりする．大阪は，院内コーディネーターに対するサポートがしっかりしているということを，十分アピールすることが大事ではないかと思っています．

吉村　コーディネーターの進む方向が，脳死にどんどん向かうという傾向はないのですか．

西岡　5類型の院内コーディネーターは脳死を前提としているのですが，5類型以外の施設からも院内コーディネーターの登録がありますので，そういった方々は当然心停止を考えた提供の実践を考慮しておられると思います．

吉村　その中心が都道府県コーディネーターで，都道府県コーディネーターは，ネットワークとつながりがあるということですよね．

西岡　いや，大阪府のコーディネーターは，今は腎臓バンクに所属しています．

吉村　その方が，脳死下に少し偏るという感じはないですか．

西岡　それは決してないと思います．

　　吉村　そうすると，例えば発生したときに，選択肢として2つの道がありますよというオプション提示は行っているのでしょうか．

　　西岡　実際にコーディネーターが，どのような話をしているのか間近に見たことはないのですが，パンフレットにもそのように書いてありますし，その両者については当然話をしていると思います．

　　吉村　フロアで，大阪府の取り組みについて何かご質問ありますか．ないようでしたら次に移りたいと思います．

脳死・心臓死提供による腎移植

牛込秀隆＊

当院でも，心停止ドナーと総件数が減っている

　私は心停止ドナーと脳死ドナーの移植に関する比較を行いました．現状については，秋山先生，吉開先生にご提示いただいた通りです．

　当院における腎移植症例数の推移です．1956年に献腎移植から始まったのですが，ほとんどが生体腎移植です．献腎移植は少なく，とくに最近，本当に少なくなっており，当院で脳死移植が始まってからのこの10年でも，生体腎移植に頼らざるを得ない状況です．一方，2010年に臓器移植法改正がされると脳死移植は増えたのですが，献腎移植が減りました．今年は少し盛り返していますが，まだ最盛期に比べるとかなり少ない．つまり，心停止ドナーが非常に減り，脳死ドナーが少し増えているのが現状だと思います（図1）．

　また，本邦における腎移植の症例数の推移を見てみると，法改正以降，脳死ドナーの配分は増えていますが，心停止ドナーが減少し，総件数も減ってきています．今年は少し盛り返していますが，最盛期に比べるとだいぶ少ないのが現状です．

　当院における献腎移植は，法改正以降，脳死ドナーが心停止ドナーよりも少し増えてきていますが，単独移植だけ見ると，脳死移植が増えたといってもまだまだ少ない状況で，とくに2012年から，心停止ドナーが非常に減っています（図2）．これはなぜかというと，臓器移植ネットワークの方もおっしゃっていましたが，2012年から脳死判定できる5類型施設の条件が少し緩くなり，385病院の5類型だったものが825病院に増えた．つまり，心停止ドナーを輩出していた病院が脳死ドナーを

＊京都府立医科大学大学院移植・再生外科学

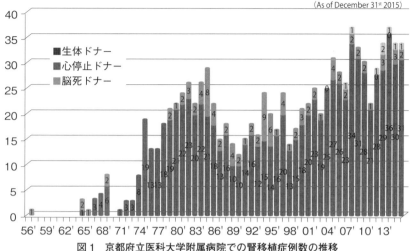

図1 京都府立医科大学附属病院での腎移植症例数の推移

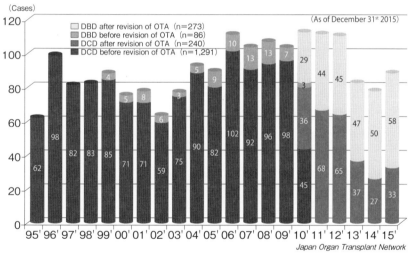

図2 Number of cadaveric donor in Japan

輩出できるようになったことで心停止ドナーが減り，代わりに脳死のドナーが増えている．ただ，総件数だけを見ると，心停止ドナーが減っている代わりに脳死ドナーがもっと増えてもおかしくないのですが，それが増えてきていない．その減った分がどこに行ってしまったのかが問題

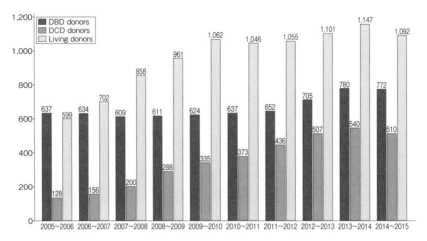

図3 Kidney donation after circulatory death（DCD）（文献1より引用）

だと思います.

　この現象の原因についてはまだまだ議論が分かれるところですが，それについても考えてみましたので，後ほどお話ししたいと思います.

イギリス，オランダの心停止ドナー事情

　では，海外ではどうなっているか. 2010年の毎日新聞の記事によると，海外では心停止ドナーが非常に増えてきています. これは皆さんご存じの通り，海外の心停止ドナーの場合，途中で延命治療を中止してしまうことが非常に大きな違いで，まだまだ日本ではできない医療です. イギリスのデータでは，2015年のDCD（心停止ドナー）は510例で，その前年は540例もありました（図3）[1]. イギリスの人口は日本の約半分ですので，日本の人口に換算すると1,000例の心停止ドナーが輩出されている. もちろん，生体も1,092例，脳死も772例と，移植の件数がそもそも全然違うのですが，心停止ドナーが非常に増えています. ヨーロッ

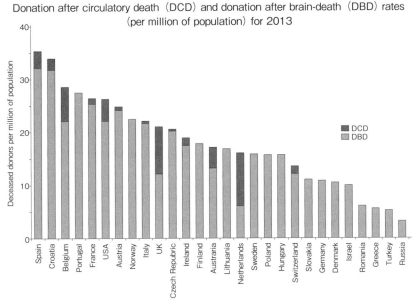

図4 Kidney donation after circulatory death (DCD) (文献1より引用)

パのなかで比べてみると, イギリスよりもっと心停止ドナーの多い国はオランダです (**図4**)[1]. オランダでは半分以上が心停止ドナーで, ヨーロッパのなかでも差はありますが, 非常に多い国です.

日本では, 延命治療の中止はできない医療ですが, 彼らはマーストリヒトのカテゴリーでやっている. コントロールされた心停止ドナーというのか, 一般診療が移植に直結されるもので, SpO_2 70％以下, 血圧50mmHg 未満を対象に, 延命治療を中止する. その上で, ターゲットの温阻血時間を30分に設定し, 心停止後5分見守る. そこで問題がなければすぐにオペレーションルームに行ってカニュレーションを行い, 状態が良ければ移植を行うという形です (**表1**).

そうではないアンコントロールの突然死のようなものも, 移植に直結できないかどうかが模索されているようです. これは, 日本でいう通常の献腎移植, 心停止ドナーになるわけですが, 彼らは体外循環 (ECMO) を用いて行う. もちろん献腎だけではなくて肝臓, 肺も用いるという目

表1 Kidney donation after circulatory death (DCD)

Maastricht Categories of DCD

Category	Alternative categorisation	Status of potential donor	Hospital department	Process
Category I	Uncontrolled	Dead upon arrival	Accident and emergency	Viability testing
Category II	Uncontrolled	Resuscitation attempted without success	Accident and emergency	Viability testing
Category III	Controlled	Awaiting cardiac arrest	Intensive care	Transplantation
Category IV	Controlled	Cardiac arrest while brain dead	Intensive care	Transplantation
Category V	Uncontrolled	Sudden death in a hospital		Viability testing

的があるので，ECMO を使うのです．提供のために体外循環という面からも，まだまだ日本でこういった医療はできないのが現状だと思います．

医学的に心停止ドナー移植と脳死ドナー下移植どちらが望ましいか？

医学的にどちらの提供による移植が望ましいかを考える上で，献腎移植で最も気になるのは，Delayed Graft Function (DGF) と Primary Non-Function (PNF) だと思います．心停止ドナーで移植した場合と脳死ドナーで移植した場合を比較すると，心停止ドナーのケースのほうが，PNF，DGF，移植後透析期間のいずれも多くなります．これは予想通りで，同じようなデータが他の論文でも数々報告されています．PNF では有意差がないのですが，DGF では DCD のほうが有意に高い．これも同様で，PNF の多変量解析で，リスクファクターとなるのは DCD であるというデータもありますので，やはり DCD は DGF と PNF のリスクファクターにはなると考えられます．

では，アウトカムに関してはどうなのかですが，アウトカムについてもやはり差があります．ただし，patient survival と graft survival で少し DCD の移植のほうが低くなっていますが，有意差は出ていません．

これも patient survival と graft survival の比較でほとんど差がない．実際に年代別に見ると，昔は graft survival で DCD のほうが有意に低かったのですが，最近は脳死移植のドナーと差がなくなってきています．やはり先ほど示した，延命治療を中止して臓器を摘出するといったことが，状態を良くしているのかもしれません．したがって，日本ではまだまだこういった成績は望めませんが，延命治療を中止するような医療を行えば，中長期的には脳死移植でも心停止移植でも，差がなくなってくると考えられます．

　また，コストの面で DGF を生んでいいのかといった論文も，2013 年に発表されています．たくさんのドナーが必要だからと言って，心停止ドナーで DGF が多くてもいいのかといった内容でした．当院での限られた，非常に少ない脳死ドナー 4 例，心停止ドナー 17 例のデータでは，PNF はなかったのですが，DGF は脳死ドナー 50％，心停止ドナー 88.2％とやはり多く，透析期間も心停止ドナーの移植のほうが長いという結果でした．また，クレアチニンの値も当初は心停止ドナーのほうが高いということで，脳死のドナーと心停止ドナーを比べると，医学的にはやはり心停止ドナーのほうが少し劣り，脳死ドナーのほうが望ましいのではないかと思います．

　しかし，提供数がなかなか増えず，2012 年に突然減ったことをかんがみると，心停止ドナーは非常に負担が多い．摘出手術までの待機期間が読めない，執刀時間が確定できないなど，待っているレシピエント候補もドナー家族も，医療施設も提供施設も大変なので，心停止ドナーが少ないと提供数が不足するとはいえ，医学的以外の観点でも，やはり脳死ドナーのほうが望ましいのではないかと思います．2012 年に数が減ったのは，心停止ドナーを輩出していた施設が脳死ドナーを輩出する．その傍らで心停止ドナーも輩出すればいいのですが，そういったことがなかなかできない．これは，一回脳死ドナーでの臓器提供を経験してしまうと，その横でさらに負担の大きい心停止ドナーの提供を行うことが，やはり難しくなってしまうからではないかと個人的には感じています．

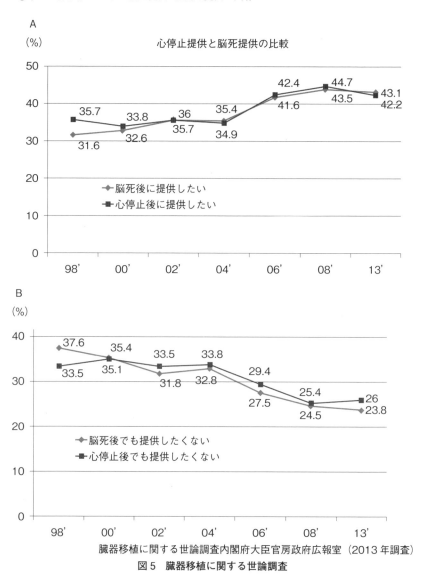

臓器移植に関する世論調査内閣府大臣官房政府広報室（2013年調査）
図5 臓器移植に関する世論調査

本邦における心停止ドナー提供と脳死ドナー下提供の国民の意識

　実際に国民の意識はどうなのか．2013年に実施された，内閣府の「臓

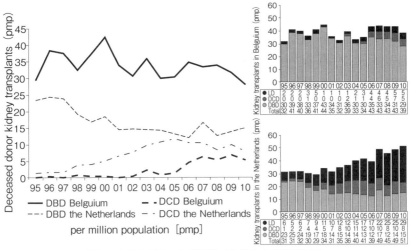

図6　心停止ドナーの必要性（文献2より引用改変）

器移植に関する世論調査」（図5）では，脳死提供について「提供してもいい」が43.1％，「提供したくない」が23.8％でした．心停止提供についてもほぼ同様で，「提供してもいい」が42.2％，「提供したくない」が26.0％で，比較するとほとんど差はみられませんでした．個人的には，脳死ドナーでは提供したくないという人でも，心停止ドナーであれば提供してもいいという人が多いのではないかと考えていたのですが，実際には逆で，提供したくない割合は，脳死後のほうが少ないという結果でした．

国民の意識でも，脳死提供，心停止提供で差はないということで，今後日本の方向性はどうなっていくのだろうと考えていたところ，この論文を見つけました（図6）[2]．この2012年の論文では，国によって心停止ドナーと脳死ドナーの差があり，同じヨーロッパでもベルギーとオランダを比べてオランダで非常に心停止ドナーが増えていることについて，脳死ドナーが少ない施設は心停止ドナーを多くせざるを得ないと結論づけています．つまり，国によっていろいろ事情もあるので，その事情で心停止ドナーと脳死ドナーの配分が変わっていってもおかしくない

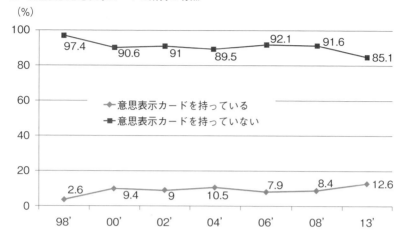

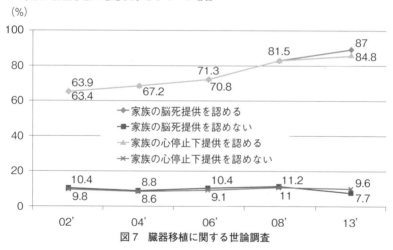

図7 臓器移植に関する世論調査

だろうと書かれていました．日本でも，医学的以外のいろいろな面でも脳死のほうが望ましいことは分かっているのですが，脳死が少ない現状では，心停止ドナーによる移植が増えてもいいのではないかと思います．

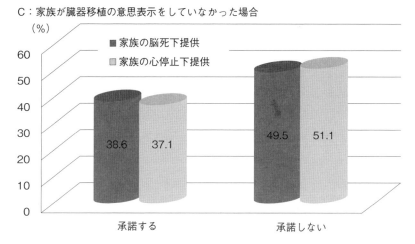

臓器移植に関する世論調査内閣府大臣官房政府広報室（2013年調査）
図7　臓器移植に関する世論調査

> カードを持つ遺族は8割が認め，持たない遺族は5割が認めない

　ただ結局のところ，臓器提供者がいないと始まりません．提供者として一番重要なのは，意思表示カードを持っているかどうかです（**図7A**）．これを見ると愕然としますが，カードを持っている人の割合は，増えてはいるのですがあまり変わっていません．つまり，持っていない人のほうが断然多いわけで，まだまだ所持の拡大が必要だと思います．意思表示カードを持っていれば，その遺族となる家族が，臓器提供を認める/認めないという割合を見ても（**図7B**），心停止，脳死にかかわらず，8割以上が承諾します．承諾しない人は非常に少ないところを見ると，カードを持ってさえいれば，脳死にせよ心停止にせよ，移植の方向に進むのではないかと思います．逆に，カードを持っていなければ，脳死でも心停止でも，約5割の家族は承諾しない（**図7C**）．つまり，意思表示カードを持つことが，非常に重要だと思います．最近は，マイナンバーカードにも臓器提供の意思表示欄があると伺っていますので，意思表示の拡大によって，今後提供数が増えていく可能性はあるだろうと期待してい

ます．ありがとうございました．

文 献
1) Summers DM, Watson CJ, Pettigrew GJ, et al：Kidney donation after circulatory death(DCD)：state of the art. Kidney Int 88：241-249, 2015.
2) Jochmans I, Darius T, Kuypers D, et al：Kidney donation after circulatory with a high number of brain dead donors：10-year experience in Belgium . Transpl Int 25：857-866, 2012.

討 論

吉村 ありがとうございました．脳死下および心停止下提供についての，医学的，あるいは各国の状況などを詳細に述べていただきました．フロアで何か質問などございますか．

心停止下の場合，どうしても Delayed Graft Functioning と Primary Non-Functioning が多いのですが，われわれの経験では Primary Non-Functioning などは，この何十年かは全くありません．ということは，腎臓を摘出したときの灌流した状態などを見れば，「これは機能が出るな」ということが，ある程度経験から分かると思います．そういう状況でも，やはり脳死下提供のほうが望ましいでしょうか．

牛込 おっしゃる通りで，心停止下提供で Primary Non-Function が出ていなくても，移植後の透析期間や中長期的な成績，また，摘出手術までの患者さん，その家族と提供施設の負担や移植施設の負担を考えると，脳死下提供による移植のほうが望ましいだろうと個人的には思っています．

吉村 確かにそれは理想ですが，脳死下提供がなかなか増えない．心停止下提供がどこにいったのかというときに，それは心停止下での提供を，始めからある程度切り捨てている状況ではないのかと思うわけです．そういう現状を，何とかしたいというのがこの会の趣旨なのですが．

牛込 これまで，その方策がいろいろ語られてきましたが，

意思表示カードを持つというのが，本当の最終的な，一番有効な手段ではないかと思います．

吉村　そのためには，やはり啓蒙と理解という今のネットワークのスタンスが維持され，継続されていく．その効果に期待するということになるわけですね．

牛込　おっしゃる通りです．

小林　意思表示カードを持つということは，なかなか難しいかもしれません．むしろ今困っているのは，突然身内がそうなってしまったときに，その人は生前どう言っていたのかということです．もちろん，きちんと意思を書いてもらっている人であればいいのですが，本人が家族に何も言わずにカードをしまっていた場合には，本人の意思が分からないことがあります．だから一番大切なのは，そのときに遺された家族が迷わないように，その意思を表明しておくことだと思います．例えば，震災のときに家族で待ち合わせ場所，集合場所などを決めますよね．それと同じような感覚で，いざとなったときにはどうなんだというのを，一度でも家族のなかで話し合ってもらうと，それだけでもかなり違ってくる．そうすればいざというときに，「脳死がいい」，「心停止がいい」といったように，すぐに次の段階の相談ができると思います．

吉村　その話し合いというのは，何も堅苦しく何か話し合うぞというのではなく，日常会話のなかでということですか．

小林　そうです．だからガンバ大阪でも阪神タイガースでも何でもよくて，それをネタに家族で話していただければいいと思います．私たちのところはドアラを使っています．

吉村　私の場合，子供とはまだそういう話をしたことがありません．家内とは，日常的なところで話をしたことはありますので，その意図はもう分かっていると思います．

秋山　今の話は全くその通りで，私は臓器移植ネットワーク西日本支部で，一例，一例，全部みんなで話し合って検討しま

した．そのなかで，どうですかといって，オプション提示で臓器提供を勧められ，承諾するかしないかというときに，「本人がいいよと言っていた」といった感じがあると，家族は背中を押してもらいやすい．それがないと承諾しにくい．紙があろうがなかろうが，家族が承諾する上で，本人の意思が非常に大きなファクターになっている．これが，数多くの症例を検討し，話し合っていたときに感じたことで，非常に大事なことだと思います．

吉村 そうですね．本人の意思は，1つの，一番大きなファクターかもしれませんね．意思表示，その前の前提となる家族内での話し合い．何か他にありますか．

長坂 豊橋市民病院の長坂と申します．意思表示カードですが，もう免許証が行き渡っているので，意思表示カードは皆さん持っているわけです．だから持っている，持っていないではなく，免許証にいかに書いてもらうかという話だと思います．要は，変なビデオを見せるより，免許証を作っている間にそれに書かせる，考えさせるといった行動に出ることが大切だと思います．まさしく小林先生がおっしゃったように，それをもとに「俺は提供するんだ」という意思を，家族に表明しておくことが，非常に大切ではないでしょうか．

それからもう1点，私は移植医でありながら院内コーディネーターをもう7年以上やっています．心停止下ドナーが減っているというのは，臓器移植法改正後は「脳死下に移行していくんだろうな」と思って移行してきました．改正後，私はドナーの発掘もしていますが，明らかにポテンシャルドナーが減っています．というのは，高齢化に伴い，脳疾患の患者さんは皆さん高齢で，年齢でオプション提示に至らない人ばかりなのです．当院は救急もやっているので，週に3，4例はドナー候補が来ますが，皆さん年齢で駄目なのです．院内コーディネーターは，「心停止下提供はどうですか」と，必ずオプション提示はして

いますので，オプション提示に至らない症例が，非常に増えているのが現実的な問題だと思います．

吉村 牛込先生の意思表示というのは，健康保険証とか運転免許証も含めたという広い意味合いですね．

牛込 はい．とくにマイナンバーというのは何においても必要になるカードと聞いています．

吉村 そうすると，先生が今おっしゃったような感じでいくと，日本の年齢層の構造において，臓器提供そのものの数が増えるということはあまり期待できないということになるのでしょうか．

長坂 でも，昨年は増えていますよね．例えば愛知ですと，一昨年は1例だけだったのが，昨年は12, 3例出ています．

吉村 中京地区が増えていると聞きました．

長坂 だから，その理由が何だったのか．私は，ドナーアクションではないと思います．一例一例が発掘であって，草の根運動というか，院内コーディネーターががんばるべきだと思います．

吉村 また移植医もがんばる．

長坂 何とか委員会といったシステムをつくり上げれば，提供数が増えるというものでもないと思います．

吉村 ということは，また何十年か前に帰って来たような感じになるのですか．

長坂 帰って来たというか，一例一例，私は取り組んでいる状況です．

吉村 分かりました．ありがとうございます．ただいまの4人の方の発表を伺って，総合的に何か質問，とくにご意見があればありがたいです．では牛込先生，ありがとうございました．

まとめ

　吉村　医療というのは患者さんのためにあり，患者さんが何を思っておられるか，その思いをわれわれは背負って行動に移るわけです．患者さんの思いがどのように反映されるかという，その思いを抽出していく努力を今後とも続け，例えば吉開先生がおっしゃったような意図をネットワークでも聞いてみるなど，多方面からの方策が求められるのではないかと感じました．
　本日はどうもありがとうございました．

<編集者略歴>

吉村了勇（よしむらのりお）

現　職	京都府公立大学法人 理事
	京都府立医科大学 副学長
	京都府立医科大学附属病院 病院長
	京都府立医科大学大学院移植・再生外科学 教授
学　歴	1983年3月　京都府立医科大学大学院博士課程修了（外科系専攻），博士号取得

研究と職歴

	1978年4月～1979年3月	京都府立医科大学外科 研修医
	1979年4月～1983年3月	京都府立医科大学 大学院生
	1983年11月～1985年11月	米国（ヒューストン）
		テキサス州立大学医学部外科・免疫移植部 留学
	1989年4月～9月	米国テキサス州立大学，ネブラスカ州立大学へ
		Clinical Fellow として派遣
	1992年1月～1994年3月	京都府立与謝の海病院外科 副医長
	1999年8月	京都府立医科大学移植，一般外科学教室 教授
		腎移植センター長 兼務
	2015年4月～現在	京都府公立大学法人 理事
		京都府立医科大学 副学長
		京都府立医科大学附属病院 病院長
理事長	2012年～現在	日本臨床腎移植学会
理　事	2004年～現在	京都腎臓病総合対策協議会
	2003年～2007年	日本移植学会
	2007年～現在	日本臨床腎移植学会
	2015年～現在	日本移植学会
大会長	2004年2月	第7回日本異種移植研究会（京都）
	2006年9月	第28回日本小児腎不全学会（滋賀）
	2007年2月	第40回日本臨床腎移植学会（金沢）
	2008年3月	第35回日本膵・膵島移植研究会（京都）
	2010年10月	第46回日本移植学会（京都）

＜演者略歴＞
吉開俊一
（よしかいしゅんいち）

現　職	国家公務員共済組合連合会新小倉病院脳神経外科 部長	
学　歴	1984 年 3 月	九州大学医学部 卒業
	1991 年 3 月	九州大学医学部臨床大学院 卒業
職　歴	1984 年 6 月	九州大学医学部脳神経外科教室 入局
	1985 年12月	山口赤十字病院脳神経外科
	1991 年 1 月	米国オハイオ州 Case Western Reserve 大学分子生物学部門
	1992 年10月	下関市立中央病院脳神経外科
	1993 年 4 月	九州大学医学部付属病院脳神経外科
	1993 年 9 月	麻生飯塚病院脳神経外科
	1995 年12月	下関市立中央病院脳神経外科
	2000 年 9 月	麻生飯塚病院脳神経外科
	2002 年 4 月	下関市立中央病院脳神経外科 部長
	2003 年12月	医療財団法人小文字病院脳神経外科 部長
	2008 年 1 月	医療財団法人新小文字病院脳神経外科 部長
	2009 年 5 月	現職
専門分野	脳神経外科全般，脳血管障害，脳腫瘍など	
所属学会	日本脳神経外科学会専門医	
	日本脳神経外科コングレス	
	日本脳卒中の外科学会	
	日本移植学会	
	日本臨床腎移植学会	

秋山隆弘
あきやまたかひろ

現　職	医療法人恵泉会堺温心会病院 名誉院長	
	公益財団法人大阪腎臓バンク 理事長	
	学校法人近畿大学 名誉教授	
学　歴	1968年3月	大阪大学医学部 卒業
職　歴	1969年7月	泉大津市立病院外科
	1971年7月	市立堺病院泌尿器科
	1973年5月	大阪大学医学部泌尿器科学教室 助手
	1974年4月	大阪大学医学部泌尿器科学教室 講師
	1975年4月	近畿大学医学部泌尿器科学教室 講師
	1983年10月	近畿大学医学部泌尿器科学教室 助教授
	1999年2月	近畿大学医学部堺病院泌尿器科 教授
	2000年4月	近畿大学医学部堺病院 副院長
	2002年4月	近畿大学医学部堺病院 病院長
	2006年4月	近畿大学医学部堺病院 顧問
	2009年3月	近畿大学定年退職，近畿大学 名誉教授
	2009年4月	医療法人温心会堺温心会病院 名誉院長（泌尿器科勤務）
	2014年4月	医療法人恵泉会堺温心会病院 名誉院長（泌尿器科勤務）
専門分野	泌尿器科全般，腎移植，小児泌尿器科，尿路腫瘍，排尿機能，超音波医学	
所属学会	日本泌尿器科学会（評議員歴任）専門医・指導医	
	日本泌尿器科学会中部総会（運営委員歴任）	
	日本泌尿器科学会関西地方会（運営委員，第169回学会会長歴任）	
	日本臨床泌尿器科医会	
	大阪泌尿器科臨床医会（幹事，学術委員長歴任）	
	International J. Urol.（Editorial Board）	
	American Urological Association（Member, ID00321734）	
	Sociate Internationale d'Urologie（Member）	
	日本移植学会（理事，監事，臓器提供推進委員会委員長歴任）	
	日本臨床腎移植学会（常任幹事，監事，第38回学会会長歴任）	
	腎移植血管外科研究会（世話人歴任）	
	International Transplantation Society（Member）	
	Asian Transplantation Society（Member）	
	Osaka Kidney Transplantation Forum（Organizing Committee）	
	日本腎臓学会（評議員・認定医・指導医歴任）　功労会員	
	日本小児泌尿器科学会（評議員歴任）	
	日本小児腎不全学会（幹事，第24回学会会長歴任）	
	日本逆流性腎症フォーラム（幹事，第12回学会会長歴任）	
	日本超音波医学会（評議員，教育委員会委員，学術委員会委員，国際交流委員会委員，用語・診断基準委員会委員泌尿器科診断基準委員会委員長歴任）　功労会員，専門医，指導医，用語・診断基準委員会委員	
	日本超音波医学会関西地方会（運営委員，運営顧問，第27回学会会長歴任）	
	関西超音波造影剤研究会（幹事，第8回研究会会長歴任）	
	日本透析医学会	
	大阪透析研究会（幹事，第62回学会会長，腎移植委員会委員長歴任）	
	社団法人日本臓器移植ネットワーク（理事・西日本支部支部長補佐・運営委員歴任）	
	公益財団法人大阪腎臓バンク 理事長	

西岡　伯（にしおか　つかさ）

現　職		近畿大学医学部堺病院 副病院長 泌尿器科教授
学　歴	1984年3月	近畿大学医学部医学科 卒業
職　歴	1984年5月	近畿大学医学部泌尿器科学教室 研修医
	1986年4月	市立堺病院泌尿器科 医員
	1988年4月	近畿大学医学部泌尿器科学教室 助手
	1993年4月	ハーバード大学医学部 研究員
	1994年6月	近畿大学医学部泌尿器科学教室 助手
	1994年9月	近畿大学医学部泌尿器科学教室 病院講師
	1999年3月	近畿大学医学部堺病院泌尿器科 講師
	2006年6月	近畿大学医学部堺病院泌尿器科 准教授
	2010年4月	近畿大学医学部堺病院泌尿器科 教授
	2013年1月	近畿大学医学部堺病院 副病院長
専門分野		泌尿器科全般，腎移植
所属学会		日本泌尿器科学会（代議員）
		日本移植学会（評議委員，臓器提供推進委員会委員）
		日本臨床腎移植学会（世話人）
		日本癌治療学会
		日本透析医学会
		日本小児腎不全学会
		日本泌尿器科臨床医会
		日本腎移植・血管外科研究会（世話人）
		大阪泌尿器科臨床医会（学術委員）
		大阪透析研究会（世話人，腎移植委員会委員長）

牛込秀隆
うしごめひでたか

現　職			京都府立医科大学大学院医学研究科移植再生外科 准教授
学　歴	1995年3月		京都府立医科大学医学部 卒業
	2004年3月		京都府立医科大学大学院医学研究科 卒業
職　歴	1995年4月		京都府立医科大学第二外科教室 入局
	1997年4月		国立奈良病院外科 医員
	1999年4月		京都府立医科大学移植呼吸器内分泌外科 医員
	2004年6月		米国 Pittsburgh 大学移植外科 research associate
	2005年4月		京都府立医科大学医学部移植再生制御外科学教室 助手
	2007年4月		京都府立医科大学大学院医学研究科移植再生制御外科学 講師(学内)
			京都府立医科大学大学院医学研究科血液浄化部 副室長
	2009年1月		京都府立医科大学大学院医学研究科移植再生制御外科学 講師
	2015年11月		現職
専門分野			外科，臓器移植（肝，膵，腎），透析医療など
所属学会			日本外科学会（専門医，指導医）
			日本透析医学会（専門医，指導医）
			日本肝臓学会（専門医）
			日本消化器内視鏡学会（専門医）
			日本病態栄養学会（専門医）
			日本移植学会（認定医）
			日本乳癌学会（認定医）
			京都透析医会（理事）
			日本移植学会（評議員）
			近畿外科学会（評議員）
			日本臨床腎移植学会（幹事）
			日本膵膵島移植学会（幹事）
			移植腎病理研究会（幹事）

腎移植連絡協議会からの提言
腎移植における脳死提供・心臓死提供の共存
定価（本体1,500円＋税）
2016年9月10日　第1版第1刷

編集者　吉村　了勇
発行者　鈴木　文治
発行所　医学図書出版株式会社
〒113-0033　東京都文京区本郷2-29-8
TEL 03-3811-8210　FAX 03-3811-8236

・JCOPY ＜(社)出版者著作権管理機構 委託出版物＞
本書の無断複写は著作権法上での例外を除き禁じられています．
複写される場合は，そのつど事前に(社)出版者著作権管理機構（電話 03-3513-6969，FAX 03-3513-6979，e-mail：info@jcopy.or.jp）の許諾を得てください．